ELOGE
DE MICHEL
DE L'HÔPITAL,
CHANCELIER DE FRANCE.

Par M. DOIGNI.

Grand Légiſlateur, dans un temps où il n'y avoit point de loix, & Philoſophe intrépide, dans un temps d'enthouſiaſme & de fureurs.

VOLTAIRE, *Eſſai ſur l'eſprit & les mœurs des Nations.*

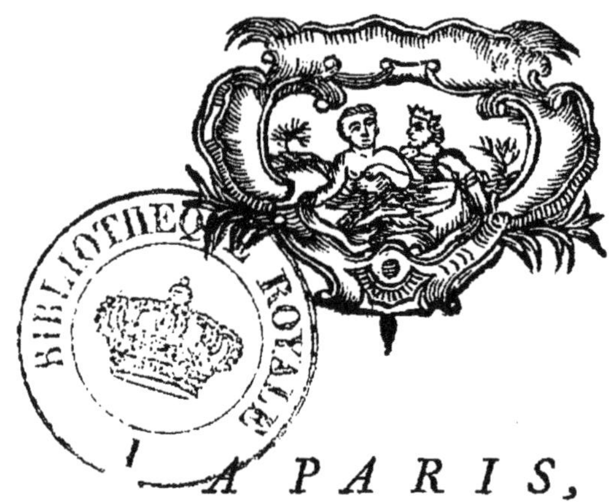

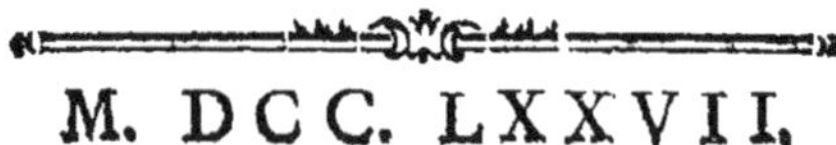

A PARIS,

Chez DEMONVILLE, Imprimeur de l'Académie Françoiſe, rue Saint Severin.

M. DCC. LXXVII.

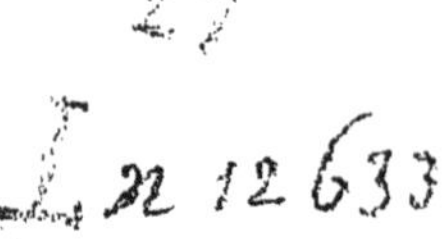

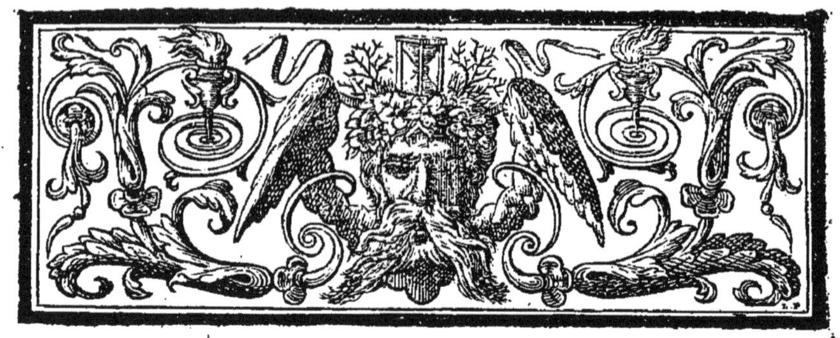

ELOGE*

DE MICHEL DE L'HÔPITAL, CHANCELIER DE FRANCE.

QUELLE différence pour nous Citoyens heureux, ſous un Roi Patriote, entre les jours de paix où nous vivons, & ces jours de proſcription, de fanatiſme & d'anarchie, où la Nation avilie, à force de malheurs, voyoit ſes propres Enfans déchirer le ſein maternel; où le Maître cruel & ſuperſtitieux laiſſoit des Miniſtres inſolens dévorer la ſubſtance de

* Ce Diſcours a obtenu une Mention honorable de l'Académie Françoiſe.

ſes Sujets, & lui ravir un pouvoir que ſa foibleſſe ne pouvoit retenir; où les noms ſacrés de propriété, de liberté, de félicité publique étoient des noms inconnus; où les eſprits étoient ſans force comme les ames; où les Loix étoient une oppreſſion, & la Religion un fanatiſme!

Le Philoſophe ſenſible, qui voit les hommes de tous les temps & de tous les lieux, comme une famille à laquelle il appartient, en parcourant dans ſa retraite l'Hiſtoire de ſes Pères, ne peut s'empêcher de répandre des larmes ſur ces jours malheureux. Voilà donc, s'écrie-t-il, les bienfaits de l'ignorance & de la ſuperſtition!

Fatigué du tableau de tant de crimes & de malheurs, il aime à contempler un Homme qui, dans le chaos de l'anarchie, éleva l'édifice des Loix, traça d'une main ſûre la ligne qui ſépare les droits du Peuple d'avec ceux du Souverain; un Homme qui dans les murs de Sparte eût été Licurgue; qui fut un modèle accompli de modération, de déſintéreſſement, de tolérance & de probité; un Homme, qui, dans le ſein de la corruption, montra les vertus les plus intrépides; qui par la ſupériorité de ſes lumières, la trempe de ſon caractère, la conſtance inébranlable de ſon ame, fut étranger à ſon ſiècle, ſemblable à ces colonnes antiques, qui s'élèvent parmi des ruines, & que la barbarie n'a pu mutiler.

La Nation reconnoît ſon plus grand Magiſtrat, MICHEL DE L'HÔPITAL, Chancelier de France.

Si le deſpotiſme étoit ſur le Trône; ſi les Miniſtres, plus coupables que le Souverain, proſcrivoient tout ce qui combat la tyrannie, & nommoient audace & révolte les mouvemens d'une ame libre & courageuſe, l'Eloge de L'HÔPITAL ſeroit la ſatyre du Gouvernement: alors je fermerois ma bouche; & j'aimerois mieux impoſer ſilence à mon admiration, que de défigurer les traits d'un grand Homme.

Mais ces traits reſpirent parmi nous: c'eſt au moment où ſous les auſpices de notre jeune Monarque, s'élève la Statue de L'HÔPITAL, que l'élite des Philoſophes & des Gens de Lettres veut contempler ſon ame & ſon génie; & l'Orateur vient diſputer aujourd'hui à l'Artiſte la gloire de le peindre & de le faire revivre.

MICHEL DE L'HÔPITAL naquit ſans Aïeux [1]; & ſon ſeul mérite le fit monter à des honneurs dont preſque tous les hommes ſont indignes, quand ils y ſont portés par leur naiſſance. Son Père, Jean de l'Hôpital, exerçoit avec honneur cette profeſſion conſacrée au ſoulagement des maux de l'humanité. Attaché à la fortune du Connétable de Bourbon, il fut enveloppé dans sa disgrâce ; & crut devoir le suivre en Italie. Le jeune L'HÔPITAL apprend à Toulouse la fuite de son Père, & sa proscription : on l'arrache à ses études ; il est traîné dans une prison : à peine a-t-il obtenu sa liberté, qu'il court à Milan [2] trouver son Père, qui l'envoie dans les Ecoles de Padoue. L'Italie va former un grand Homme pour la France.

Remercions le sort, qui en paroissant persécuter L'HÔPITAL, lui prépare des bienfaits signalés, & ne l'éloigne de ses foyers, que pour mieux assurer sa gloire & son élévation : &, en effet, s'il n'eût point quitté sa Patrie, peut-être son génie se seroit-il éteint au milieu des ténèbres qui la couvroient, dans un temps où le despotisme de la Scholastique enchaînoit l'esprit humain, où les disputes & les controverses étoient la seule raison. Un grand spectacle [3], fait pour ses regards, l'attendoit en Italie : il voit tous les Arts sous ce beau Ciel sortir en foule de leurs tombeaux, reconnoître leur ancienne demeure, & se venger des longs outrages de la barbarie ; il voit l'empreinte immortelle du génie du Dante, de Pétrarque & du Tasse ; il entend prononcer autour de lui les noms de Machiavel, de Guichardin & de l'Arioste. Il s'enflamme à l'aspect de tant de merveilles ; dans l'âge où le plaisir est si doux & le travail si pénible, son esprit courageux embrasse toutes les connoissances humaines; il parcourt la Théologie, la Philosophie & le labyrinthe de la Jurisprudence; & son imagination ne se repose que pour s'ouvrir aux charmes des Vers & de l'Eloquence.

Déja il obtient les suffrages des grands Hommes de l'Italie : il mérite l'estime & l'amitié du Cardinal de Grammont; & à Rome, il est jugé digne de remplir les fonctions d'Auditeur de Rote : mais cette place, faite pour ouvrir le chemin des honneurs du Sacerdoce, convenoit-elle à un Homme étranger au milieu des intrigues de la Cour des Papes, & indigné des scandales qui déshonoroient depuis si long-temps le Trône de S. Pierre? L'ame libre & austère de L'HÔPITAL, se seroit trouvée de niveau avec celle des Caton & des Paul-Emile; mais elle étoit à trop de distance des Romains avilis & dégénérés. Le Cardinal de Grammont, voulant rendre à la France des talens qui lui appartiennent, fait retentir à son oreille le nom de la Patrie, la Patrie que l'homme sensible ne peut oublier sous un ciel étranger au milieu des prodiges des Arts, & que le Sage revoit avec transport, après avoir fait le voyage du Monde. L'HÔPITAL revient à Paris; le malheur l'y attendoit. Le Cardinal de Grammont ne lui laiſſe en mourant, que les regrets d'une amitié ſtérile; & ſon Père, que la douleur de le pleurer, & l'héritage de ſes vertus. Seul, abandonné, ſans reſſource, ſans Protecteur, que pouvoit-il eſpérer du Gouvernement?

François I [4], qui avoit porté les fers de Charles-Quint, ne pardonne point à L'HÔPITAL d'être le Fils d'un homme attaché au Connétable de Bourbon: confondu dans la foule, il a du moins le droit de ſe préſenter dans cette Lice honorable, où le Citoyen vient prêter ſon génie & ſon ame au Citoyen qu'on opprime; & bientôt les talens de l'Avocat [5] l'élèvent à la dignité de Juge. Pourquoi l'Orateur de la Patrie ne peut-il diſſimuler la faute d'un grand Roi? pourquoi faut-il rappeler à la poſtérité, que François I avoit avili la Magiſtrature, en vendant le droit de faire parler les Loix, & en mettant la vie & la fortune de ſes Sujets dans les mains de l'ignorance & de l'iniquité? L'HÔPITAL, en montant ſur les Tribunaux, déplora cet abus; & dut être étonné de voir des hommes ſans mœurs & ſans talens, acheter l'honneur d'être aſſis avec lui: mais pour ſe diſtinguer de ceux qui l'environnent, il montre des qualités qui ne le font rougir ni de lui-même, ni de ſon état; une ame incorruptible, une probité laborieuse & éclairée. Aussi en fut-il récompensé par les attaques de l'envie, par les témoignages de bienveillance que lui prodiguèrent ses plus illustres Contemporains, du Châtel, Evêque de Tulles, qui, dans un temps où la flatterie assiégeoit le Trône, osa dire au Roi que les biens de ses Sujets n'étoient point à lui; & ce Chancelier Olivier qui, à force de vertus, rendit à sa place la dignité que lui avoient fait perdre les vices de ses Prédécesseurs. Que L'HÔPITAL s'estimoit heureux d'être encouragé par ces grandes ames! Car l'homme de bien, pour ne pas broncher dans la carrière de la vie, a souvent besoin des regards de ceux qui lui ressemblent.

Dans ces momens où le Magistrat est rendu à lui-même, le génie de L'HÔPITAL tourmenté du besoin de produire & d'être utile, jeta les fondemens d'un Ouvrage sur les Loix, Ouvrage perdu pour la postérité, où elles seroient nées les unes des autres, se seroient prêté mutuellement leur force & leur lumière; Ouvrage qui auroit été l'instruction de tous les Peuples & le Code de tous les Gouvernemens, dont L'HÔPITAL conçut le plan immense au milieu de la barbarie, & que Montesquieu n'a exécuté que dans un siècle de lumières.

Je me hâte de faire sortir L'HÔPITAL de son

obſcurité, & de le montrer, comme un Ange de paix, au milieu de ces troubles, au milieu de ces haines religieuſes, qu'avoient allumé dans le ſein de l'Egliſe les Apôtres de la Réforme, Luther & Calvin [6], ces orgueilleux Fanatiques, qui ſe vantant d'être les reſtaurateurs du Chriſtianiſme, avoient affecté d'étaler la ſévérité de la diſcipline, l'auſtérité des principes, la pureté de la morale, tandis qu'ils montroient chez leurs Adverſaires la vente des Indulgences, la promeſſe du Ciel à prix d'or, tous les crimes repoſant ſur le Trône & l'Autel; qui forcèrent les Peuples entraînés dans l'erreur, de juger ce qu'ils avoient adoré; dont la mort n'avoit point éteint l'eſprit perturbateur, & qui du fond de la tombe embraſoient encore l'Europe.

Henri II, en montant ſur le Trône, ſait qu'il exiſte un Sage dans ſon Royaume: il envoie L'HÔPITAL à Bologne, où l'Héréſie eſt ſommée de comparoître devant l'Egliſe aſſemblée. C'eſt-là que les vrais Chrétiens eſpéroient la réunion de leurs Frères dans le ſein de leur Mère commune, ſi l'orgueil ceſſoit d'être l'organe de la vérité; ſi pour combattre la nouvelle doctrine, on employoit la clémence & la douceur, les armes de la perſuaſion, les ſeules qu'ait employé le Légiſlateur de l'Evangile.

Chargé des intérêts de ſa Nation, L'HÔPITAL

arrive à Bologne [7]. Dans cette aſſociation de tous les Ordres de l'Europe, il croyoit voir la Sageſſe deſcendue pour annoncer ſes Oracles; & il ne voit que les agitations de l'intrigue, les mouvemens de l'ambition d'un Pape luttant contre celle d'un Empereur; Parme & Plaiſance, les ſeuls objets d'un Concile, dont la Religion devoit être le mobile; des Evêques défendant les richeſſes qu'on leur diſputoit, des Moines ſe prodiguant des injures dans un jargon barbare. Tel fut le ſpectacle qu'on donna au monde Chrétien, & qui n'étonna peut-être que L'HÔPITAL.

Alors il prévoit tous les malheurs dont il fut le témoin. De retour en France, il apprend la chute du Chancelier Olivier: il ne plaint que l'Etat, apprécie la faveur des Rois, & goûte le plaiſir de féliciter & d'aimer davantage un Ami diſgracié. Après cet exemple de l'inſtabilité des choſes humaines, ira-t-il mendier un rang & des grâces? Il ſe ſent aſſez grand pour attendre qu'on vienne le chercher; & Marguerite de Valois, à qui ſon Père avoit tranſmis l'amour des Lettres, s'honore en allant au-devant du mérite. L'HÔPITAL, par ſon crédit, eſt fait Maître des Requêtes; & la place de Surintendant des Finances eſt créée pour lui. Quel Emploi [8] dans ces temps anarchiques, où le Trésor public étoit épuisé par les entreprises malheureuses & brillantes du dernier Règne, par les folles dépenses du nouveau, par le fléau de la guerre, & sur-tout par la rapacité des Favoris & le luxe d'une Maîtresse! L'oppression fiscale étoit extrême : les Grands, de concert avec les Traitans, bûvoient en paix le sang du Peuple sous un Roi voluptueux & indolent. Les revenus de l'Etat s'égaroient, dispersés dans les mains de tous les déprédateurs : il falloit beaucoup de patience, de courage & d'adresse, pour resserrer dans son lit naturel, ce fleuve si vagabond & si détourné. Le Trésor Royal appartenoit à tous ceux qui avoient l'audace d'y puiser. L'Hôpital le ferme, & ne l'ouvre que pour les besoins de la Patrie : sans cesse il veille sur le dépôt qui lui est confié. Le manége, les caresses, les menaces des Courtisans n'ont point de prise sur cette ame invulnérable : quand elle est en butte aux traits de l'injustice & de la calomnie, elle va se consoler dans le sein du vertueux Olivier, & elle revient plus courageuse & plus forte. Il applaudit tout haut à la suppression des épices, suppression qui eut des inconvéniens, mais qui pouvoit rendre à la Magistrature tout son éclat : il pensoit qu'il seroit plus noble que le talent & la vertu ouvrissent seuls le Temple de la Justice, & que les mains qui osent porter sa balance, fussent pures

& défintéreffées comme elle. Enfin, après fix ans d'exercice du gouvernement des Finances, il montra une pauvreté honorable ; & en fortant d'un Emploi où la probité la plus fcrupuleufe eft tentée de fuccomber, il n'étoit pas affez riche pour doter fa fille.

Une fcène nouvelle va s'offrir à nos regards. François II, reffemblant aux Princes ftupides, nourris dans les Sérails d'Afie, monte fur le Trône. Entrons dans cette Cour orageufe, où L'HOPITAL va jouer un fi grand rôle. Je vois deux factions, deux fanatifmes également redoutables, fe croifer & fe combattre. Je vois d'un côté Catherine de Médicis, ménageant l'un & l'autre parti qu'elle détefte, trop foible pour concevoir les grands projets de l'ambition, plus fuperftitieufe que fanatique ; fes bienfaits font des piéges, fa politique eft un poignard : le Cardinal de Lorraine, voulant gouverner la France comme un patrimoine de l'Eglife, l'efclave du Pape & le tyran de fon Roi : François de Guife, plus magnanime que fon frère, poffédant toutes les vues profondes, toutes les qualités brillantes d'un Chef de Conjurés, méprifant le fanatifme & s'en fervant pour fa grandeur : Montmorency, qui porta l'Epée de Connétable fous quatre Rois ; religieux & brave, mais fans génie, fans caractère, & condamné à traîner fa vieilleffe à la fuite des Princes

Lorrains : & le Maréchal de Saint-André, infecté des vices de son temps, sans avoir une seule vertu.

Je vois de l'autre côté le Prince de Condé, digne sa naissance, implacable ennemi des Guises, conspirant plutôt contr'eux que contre son Souverain; Coligni, recommandable par ses longs services, estimé de ses persécuteurs, & le Héros de son parti ; & Antoine de Navarre, Roi sans Couronne, toujours indécis, tantôt Catholique & tantôt Protestant, & qui n'a d'autre mérite que d'être le Père de Henri IV.

C'est du mélange de tous ces intérêts & de toutes ces passions, que sortit la semence de quarante ans de crimes & de malheurs. Ils sont rassemblés dans Amboise [9], ces audacieux Chefs des Réformés : ils préparent une grande révolution; ils veulent changer le destin de la France, renverser une Puissance étrangère, arracher un Roi enfant au despotisme des Guises. L'ascendant des Princes Lorrains l'emporte. Les Conjurés expient dans les tortures un attentat qu'ils nomment un acte de patriotisme : on dresse des échafauds, on allume des bûchers, & le sang François ruisselle dans les plus belles Provinces du Royaume. Au milieu de ces convulsions de l'Etat, pour lui donner quelque repos, il falloit un Citoyen, qui, ayant observé le progrès des maux, en connût les remèdes; qui, n'ayant rien à perdre, pût tout dire & tout entreprendre ; que son seul mérite appelât aux honneurs ; qui, sans titre & sans ambition, n'apportât à la Cour que des lumières & des vertus ; dont la vie fût une censure publique, dont la raison éloquente pût désarmer le fanatisme. Ce Citoyen est L'HÔPITAL ; & [10] de la Cour de Savoie où il avoit suivi sa bienfaitrice, il vient au secours de sa Patrie : on l'élève à la suprême Dignité de la Magistrature. S'il fut douloureux pour lui de remplacer son respectable Ami, le souvenir de ses grandes qualités fut une leçon qu'il n'oublia jamais.

Il avoit vu dans le Chancelier Olivier un Homme dépositaire du pouvoir législatif ; responsable devant le Peuple de toutes les volontés du Monarque, devant le Monarque de toutes les plaintes du Peuple ; qui disoit au Roi d'être juste, au Peuple d'obéir ; un Homme dont chaque affection, chaque mouvement étoit l'amour du bien public ; qui étoit enflammé de la vertu la plus rare & la plus sublime dans une Monarchie, du patriotisme ; qui étoit saisi d'un respect profond & religieux pour les fonctions d'un Magistrat, dont le regard pur, comme celui de la Divinité, doit juger la Justice même ; qui joignoit au désintéressment, à la probité, à la noblesse de l'ame, la connoissance profonde des Gouvernemens, l'étude des

Hommes & des Lois, les moyens de découvrir les abus & d'y remédier, l'intelligence de tous les Tribunaux, & qui penſoit que, dans les grandes Places, le défaut de lumières eſt auſſi dangereux que le défaut de vertus. Sans tous les attributs d'un Homme ſupérieur, L'HÔPITAL ſe perſuadoit qu'un Chancelier, ſous un Roi juſte, étoit indigne d'être ſon organe, & qu'il pouvoit être, ſous un Tyran, le premier Eſclave de l'Etat, & le ſecond Deſpote.

Arrêtons nous, & rendons grâces à L'HÔPITAL du plus beau monument qu'il ait élevé à ſa gloire & à la nôtre, du monument de ſa Légiſlation; & pour juger de cette création admirable, traverſons l'eſpace qu'il a parcouru.

Le Gouvernement François, qui, ſous la première Race de nos Rois, nous préſente des Brigands féroces, & toujours armés; ſous la ſeconde, des Barbares aſſervis, obéiſſant à des fantômes de Souverains; ſous la troiſième, le Peuple dans l'eſclavage, le Chef de l'Etat reſſerré dans un petit Domaine, le pouvoir diviſé en une multitude de branches de tyrannie, eſt un tableau de troubles, de déſordre & de confuſion. Au lieu de ces Lois fondamentales, ſur leſquelles les Trônes doivent être aſſis, on voit la force luttant contre le haſard. Les Loix Saliques, nées dans les forêts de la Germanie, & que les Sauvages de l'Amérique

rique pourroient adopter, deviennent plus barbares, en se mêlant aux Lois Ripuaires. Les Capitulaires, fruits de Citoyens naissans & d'un Gouvernement ébauché, loin de prévenir les abus, ne servent qu'à les étendre, & n'empêchent point que la Justice soit assise au milieu de deux Combattans, & qu'on ait recours aux élémens & à l'effusion du sang, pour prononcer ses oracles. Sous le Despotisme féodal, des Coutumes innombrables, aussi absurdes que disparates, inondent la France : chaque Baron, cantonné dans son château, d'où il opprime ses Vassaux, exerce des Loix qu'il interpréte à son gré ; & la Nation seule n'en a pas. Pendant ce long période, où la Législation est si foible, si chancelante, la postérité ne distingue que deux Législateurs ; Charlemagne, qui, par le mouvement extraordinaire qu'il imprima à la Nation, l'eût peut-être avancée de dix siècles, si ses idées ne fussent point mortes avec lui ; S. Louis, qui, par l'héroïsme des vertus chrétiennes, de ses Sujets barbares fit d'abord des hommes ; &, par le bienfait de ses sages Ordonnances, parvint à en faire des Citoyens. Mais que peuvent deux Souverains perdus dans l'Histoire de la Monarchie, au milieu de cette foule d'Esclaves couronnés, les uns emprisonnés dans un Palais par leurs Ministres, passant du Cloître sur le Trône, & du Trône dans le Cloître ; les autres, végétans dans l'indolence ; abrutis par les vices & la cruauté, dormant dans les chaînes des Papes, & n'étant Rois que pour être les derniers des hommes ?

Lorſqu'aidés par l'expérience, par la marche des ſiècles, par le réveil des eſprits & des ames, les Monarques minant en ſilence le gouvernement des Fiefs, forcèrent leurs Sujets à leur rendre les droits de la Royauté, & humilièrent d'orgueilleux Ariſtocrates, pour rendre le Peuple plus heureux, on pouvoit eſpérer des Loix : mais ces mêmes Monarques, fiers d'avoir reconquis leurs Etats, voulurent les agrandir ; l'ambition devint l'aliment du caractère national ; la rivalité de la France & de l'Angleterre, qui s'éleva ſous les Valois, fut la ſource de guerres interminables ; & quand Charles VIII eut tenté l'expédition de Naples, ſes Succeſſeurs s'obſtinèrent à porter le théâtre des combats en Allemagne & en Italie.

Les temps ſont changés : l'Ariſtocratie féodale, coloſſe monſtrueux, couvre en tombant la France de ſes débris : les guerres de Nation à Nation paroiſſent aſſoupies ; mais les diſcordes civiles, les factions religieuſes, cent fois plus meurtrières, menacent l'Etat de malheurs éternels. Le Gouvernement, ſuſpendu entre les orages qui le bouleverſent, n'a plus d'action ; il a perdu ſa forme : tous les reſſorts politiques ſont démontés ; & peut-être eſt-on forcé de regretter l'ancienne & bizarre conſtitution. Quand des Citoyens courent aux armes, enſanglantent leurs foyers, & jurent de s'égorger pour défendre leurs opinions, comment invoquer le ſaint nom des Loix? Comment ſoumettre au frein, des hommes qui ne connoiſſent que la licence? Comment oſer montrer la raiſon à des aveugles, ivres de fanatiſme? Voilà pourtant ce que fit L'HÔPITAL.

Je me repréſente ce grand Homme, pleurant ſur les maux de ſes Concitoyens, & exhalant en ces mots ſa douleur patriotique : « Encore un inſtant ; » & c'en eſt fait de ma Patrie. Eſt-ce par des » larmes ſtériles & des vœux impuiſſans qu'on peut » la régénérer? C'eſt par les Loix qu'il faut lui » donner des mœurs, & faire circuler la vie dans » ce corps malade & exténué ».

Il jette les yeux ſur ce Peuple Roi, qui a conquis le monde par ſes armes & ſes Loix. Dans la méditation du Code Romain, il va créer le ſien. Peut-être des principes républicains ne conviendroient-ils pas à une Monarchie bien affermie : mais cet eſprit ſi juſte penſoit qu'un Etat ébranlé par tant de ſecouſſes, & penchant de jour en jour à l'anarchie, avoit beſoin de grands efforts pour le relever.

C'eſt par des Loix ſomptuaires [11] qu'il aſſure la baſe de ſon édifice : il proſcrit le luxe, ce poiſon lent, qui énerve les Gouvernemens les plus robustes, en détruisant les vertus ; mais il encourage le commerce, qui en est le conservateur ; il l'affranchit des entraves des privilèges exclusifs ; &, par ses soins, s'élève un Tribunal où le Commerçant est Juge du Commerçant [12].

Sa vigilance s'étend également sur toutes les Professions : il sait que la sagesse d'un Législateur doit établir un juste équilibre entre les différens Ordres de l'Etat ; ce principe guide toujours sa marche. C'est pour les riches & les grands qu'il se montre sévère ; c'est pour le foible & le malheureux qu'il est désarmé. Son œil compatissant aime à s'arrêter sur ces malheureux si utiles, dont nous nous plaisons à calculer les sueurs, & qui, pendant tant de siècles, écrasés sous les pieds de petits Despotes, n'étoient pas même regardés comme des hommes. La Magistrature devient un Sacerdoce ; & des Guerriers, ceints du glaive, ne viennent plus s'asseoir parmi les Juges. Toutes ses Loix [13] portent l'empreinte d'un esprit sublime & d'une ame sensible. Si le regard de la Justice éclaire les donations, arrête les substitutions, & met l'infortuné débiteur à l'abri d'un créancier qui n'a point d'autre titre que le parjure & de faux témoignages ; si des mères dénaturées, engagées dans de nouveaux liens, ne portent plus à leurs seconds époux la dépouille de leurs enfans ; si les Tribunaux viennent au ſecours d'une jeuneſſe inconſidérée, victime de ſes paſſions, & des adminiſtrateurs de ſes propriétés; reconnoiſſons l'ouvrage de L'HÔPITAL, & béniſſons la mémoire d'un Chancelier, dont les Ordonnances, malgré les changemens des mœurs & des uſages, malgré les nouveaux abus amenés par les révolutions des temps, ſont encore le tréſor de notre Juriſprudence moderne. Que dis-je? après ſa mort, ſon génie ſemble créer encore: c'eſt dans ſon Code qu'on trouve le germe de nos plus belles Loix: c'eſt à lui qu'il faut remonter pour ſaiſir le premier anneau de notre Légiſlation: c'eſt lui qui a fait naître d'Agueſſeau & Lamoignon; & ſi les Philoſophes de tous les temps peuvent être regardés comme la poſtérité de Socrate, L'HÔPITAL ne peut-il pas être regardé comme le père des Légiſlateurs?

Quel Homme! & c'eſt au milieu du délire univerſel qu'il fait entendre la voix de la ſageſſe & du génie! Seroit-ce donc dans les temps de criſe & de fermentation, que la nature, agitée par un violent effort, engendre les grands Hommes? comme c'eſt quelquefois pendant les ébranlemens du globe, que naiſſent, au milieu de la mer, ces Iſles deſtinées à être un jour des Cités floriſſantes.

L'HÔPITAL ſignale les premiers pas qu'il fait dans la carrière où il entre, par une action mémorable. La France eſt dans l'attente d'un fléau deſtructeur: des Hommes dévoués à la Tiare veulent y établir ce Tribunal qui juge les conſciences & condamne les penſées, qui croit plaire à la Divinité en inondant ſes autels de flots de ſang humain, l'Inquiſition, dont le nom ſeul inſpire l'horreur & l'effroi, que la Philoſophie avoit vu exilée d'un Royaume ſi lent à recevoir ſa lumière, & qu'elle a eu la douleur d'y voir rappeler. L'HÔPITAL a recours à l'adreſſe, dans une circonſtance critique & difficile; &, pour la première fois, l'humanité s'enveloppe de la politique: il donne l'Edit de Romorantin [14], favorable en apparence aux maximes ultramontaines, & qui en effet en arrête le progrès: Edit combattu par tous ceux qui n'avoient pas des yeux aſſez perçans pour découvrir des vues profondes.

C'eſt au nom de ma Patrie, c'eſt au nom de l'humanité entière que je te remercie, ô L'HÔPITAL! de nous avoir épargné la plus longue & la plus terrible perſécution dont nous puiſſions être accablés, la ſeule tyrannie contre laquelle des hommes ne s'arment point; la tyrannie que la Superſtition fait deſcendre du Ciel, pour le malheur de la terre! Quand nous ne te devrions que ce ſeul bienfait, tu ſerois l'objet de notre reconnoiſſance & de notre culte. Mon ame ſe glace d'effroi, mon ſang s'arrête dans mes veines, quand je penſe à tous les maux dont nous étions menacés; quand je penſe que nous aurions marché ſans ceſſe entre la défiance, l'hypocriſie & la trahiſon; que des enfans auroient pu traîner leur père au pied d'un Tribunal inexorable, & l'égorger ſans remords avec un fer ſacré; que les gens de bien n'auroient pas oſé invoquer les noms de juſtice & de clémence; que le Temple des Arts & de la Philoſophie eût été fermé pour toujours; quand je penſe que je n'aurois pas eu le droit de prononcer ton Eloge, au milieu des bourreaux, pour qui l'humanité eſt un crime, & la vérité un blaſphême.

Je ne chercherai point à deviner les opinions de L'HÔPITAL, à lever un voile impénétrable aux yeux de la poſtérité: j'aime à croire, pour l'honneur du génie & de la vertu [15], que ſa tolérance, qui forme un contraſte ſi étonnant avec ſon ſiècle, n'étoit point cette indifférence coupable pour tous les cultes, qui ne donne aucune baſe à la morale, & aucun point d'appui à la raiſon; ni cette pareſſe de l'ame que fatigue la lumière, & qui rend l'homme auſſi indécis ſur ce qu'il doit faire, que ſur ce qu'il doit penſer; que c'étoit, au contraire, le ſentiment profond d'une bienveillance univerſelle, qui lui faiſoit regarder ſes Concitoyens comme les amis de la ſociété quand ils obſervoient les Loix, plaindre leurs erreurs ſans les haïr, & laiſſoit à Dieu le ſoin de lire dans les cœurs.

Quand les malheureux Proteſtans fuyoient de ville en ville, quand leur nom ſeul étoit le ſignal de la haine & du carnage, L'HÔPITAL devoit-il donner l'exemple de la perſécution ? Devoit-il, dans leur ſang..... Non, grand Homme, tu devois épargner le ſang de Citoyens qu'on opprimoit ; mon cœur te juſtifie. Si ta modération fut un crime dans le ſiècle de l'ignorance & du fanatiſme, elle ſera toujours une vertu dans les ſiècles de la raiſon & de l'humanité. Si L'HÔPITAL n'eût pas été tolérant, il eût ajouté peut-être aux malheurs de ſon temps : mais loin de ſe laiſſer entraîner par le torrent des événemens, l'enthouſiaſme du bien public exalte ſon courage ; il veut éteindre les factions, balancer l'autorité des Grands par l'intérêt des Peuples, & ramener la Nation à un centre d'unité : malgré les cris de l'ambition, & la cabale toute-puiſſante des Guiſes, qui craignent d'être démaſqués, il demande hautement l'Aſſemblée des Etats Généraux, la tenue d'un Concile national ; & les murs d'Orléans reçoivent les Repréſentans de l'Etat. Déja la concorde réunit les Citoyens diviſés ; le Catholique embraſſe le Proteſtant ; & les Princes du Sang, au péril de leur tête, arrivent les premiers. A peine ſont-ils aux pieds des murs d'Orléans, qu'on attente à leur liberté ; on pouſſe la perfidie juſqu'à vouloir armer le bras timide de François II contre Antoine de Navarre : l'Arrêt de mort du Prince de Condé passe dans toutes les mains des Courtisans.

Habitans des Cours, hommes subjugués par l'opinion, qui attendez les événemens pour être criminels ou vertueux, vous signez cet Edit! C'est peu pour L'HÔPITAL de la repousser avec indignation : il court chez la Reine ; il la surprend dans les larmes : il profite de sa foiblesse pour lui donner un moment de vertu, élève une voix noble & touchante en faveur du Sang de ses Maîtres, attendrit Catherine, & arrache de ses mains la Sentence qui alloit conduire le Frère du Roi à l'échafaud : ensuite il lui peint, à grands traits, les misères publiques ; il ose en nommer les auteurs, & montre la nécessité d'affoiblir le pouvoir arbitraire des Princes Lorrains, qui foule le Peuple & commande au Souverain ; & au moment où François II termine son inutile carrière, où un autre simulacre de Roi est placé sur le Trône, il force cette Reine timide de prendre les rênes agitées de l'Etat, pour être plus sûr de les gouverner lui-même, & ne pas les abandonner à la tyrannie.

A l'ouverture des Etats, il déploie cette éloquence du Citoyen qui, dans les anciennes Républiques, eût mérité la Couronne civique. Son ascendant maîtrise ce grand Corps, aussi tumultueux que les vagues de la mer : les principes de modération & de tolérance dont il eſt animé germent dans les eſprits ; le fanatiſme eſt à demi vaincu. Occupé de la réunion des Catholiques & des Proteſtans, il ſemble accorder aux uns ſans ôter rien aux autres, ſe relâche de la diſcipline ſans toucher aux dogmes : mais le vertige, l'enthouſiaſme & l'inimitié avoient jeté des racines trop profondes pour qu'il fût poſſible d'achever ce grand ouvrage.

La paix ſuſpend du moins les orages pour un moment : le Prince de Condé eſt déclaré innocent ; on donne au Roi de Navarre la première Charge de la Couronne : les priſons s'ouvrent, & la Société retrouve des Citoyens. Pour arrêter le levain de l'animoſité, on adreſſe un ordre aux Gouverneurs des Provinces de rendre aux Proteſtans leurs propriétés & leur exiſtence civile. Cette Déclaration, ſouſtraite aux regards du Parlement, n'avoit point la ſanction des Loix ; & L'HÔPITAL, ſans doute, bleſſa les maximes du Royaume. Il eſt pardonnable de commettre une faute, quand il s'agit de faire un grand bien ; mais il étoit dangereux de laiſſer cet exemple à ſes ſucceſſeurs, qui n'ont pas toujours eu ſes vertus.

Remarquons, comme un trait diſtinctif de ſon Eloge, que, dans les démêlés qu'il eut avec le Parlement, ce ne fut jamais pour contraindre ce

Corps à recevoir les ordres du despotisme, à trahir la Patrie, à violer la sainteté de la Justice : ce fut au contraire pour imposer aux Dépositaires des Loix la nécessité de les maintenir ; ce fut pour ennoblir leurs fonctions ; pour les rendre intègres, vigilans, désintéressés, exempts des passions des autres hommes ; ce fut pour les pénétrer de l'esprit d'indulgence, exemple rare, que n'ont pas toujours suivi les Hommes d'État, & sur lequel ils seront tous jugés. Je passe sous silence les manœuvres des Guises, déja révoltés de l'ascendant d'un Chancelier vertueux ; la ligue de la Cour de Rome & de celle de Madrid ; cette assemblée de Saint-Germain, où le Clergé fut condamné à sacrifier aux besoins de l'Etat des richesses superflues ; & je me hâte de parler du Colloque de Poissy, dernier effort que tenta L'HÔPITAL pour réunir un troupeau dispersé. Beze & Lainèz, Athlétes intrépides, entrent dans la lice au nom des Protestans & des Catholiques, se mesurent, se croisent, se disputent la victoire : mais l'un, trop téméraire, ne veut rien céder ; l'autre, trop orgueilleux, veut tout envahir. Beze, ministre de l'erreur, scandalise par ses prétentions ; Lainèz, ministre de la vérité, la défend par des injures. L'HÔPITAL espère en vain que la concorde sera le fruit de ce combat : la concorde peut-elle naître au milieu de ces querelles, de ces haines dont la moindre étincelle alloit allumer un grand embrasement. Déja l'Espagne menace d'exterminer en France les Protestans: Rome veut acheter leur sang, & promet au Roi cinquante mille écus de rente d'aliénations ecclésiastiques, si on sacrifie L'HÔPITAL & tous ceux qui osent prêcher la modération. Des Prêtres turbulens souillent la Chaire de vérité par des imprécations; un Bachelier soutient que les Papes sont les maîtres des Rois; & L'HÔPITAL, entouré de ces furieux, n'a plus d'autre parti à prendre que de hasarder sa tête & de s'ensevelir avec honneur sous les ruines de sa Patrie. Oui, tant qu'il lui restera une goutte de sang dans les veines, il travaillera au bonheur de ses Concitoyens; il recommandera la concorde, bravera la rage du Fanatique, & lui dira : Frappe; mais écoute!

Malgré le Parlement, malgré la Cour, il publie un Edit de Pacification [16] qui permet aux Protestans de se rassembler dans les Fauxbourgs des Villes en Citoyens soumis, & d'adorer Dieu suivant leur usage, dans la paix de leur conscience.

C'est à l'infraction de cet Edit, qu'il faut attribuer tous nos désastres. Disons-le avec courage, cet Edit, monument immortel de la sagesse, de la bienfaisance & du génie du grand Chancelier, eût épargné à la France la tragédie exécrable de la Saint Barthelemi, l'attentat de la

Ligue, l'aſſaſſinat du meilleur des Rois; au règne de Louis XIV, la proſcription de tant de Citoyens, qui n'étant coupables que des erreurs de leurs Pères, les yeux baignés de larmes, emportèrent loin de leur Patrie leurs talens & leur fortune, plaie durable & profonde dans notre population & notre induſtrie.

Ce célèbre Edit, que la Philoſophie peut oppoſer à la rage & à la démence de ces temps malheureux, achève d'exciter l'indignation publique, contre un Homme à qui on devoit élever une ſtatue : on n'a point encore pris les armes; mais toutes les horreurs de la diſcorde approchent, & la paix qu'on goûte reſſemble à ce calme avant-coureur de la tempête.

Après le maſſacre de Vaſſi, tous les liens ſe rompent, & la guerre civile eſt déclarée. Guiſe, Montmorency & Saint-André, Triumvirat inſolent & deſpotique, vont à Fontainebleau s'emparer du Roi & de ſa Mère, & les mènent en triomphe à Paris, aux acclamations d'une populace inſenſée, qui ſe proſterne aux pieds de ſes Tyrans : tandis que Condé, qui avoit vu ſa tête ſur l'échafaud, va commander les Réformés. L'HÔPITAL, dans le Conſeil, reſſembloit au Dieu qui commande aux tempêtes. Il répond à Montmorency, qui prétend que ſa robe le rend incapable de traiter des affaires de la guerre : Si je ne ſais pas la faire, je ſais du moins quand elle est nécessaire. La cabale l'emporte : il est exclus du Conseil de la Guerre ; & quand il parle de paix dans ses Edits, on lui répond par des batailles. Alors plus de frein, plus de mœurs, plus de Loix : les Ministres de la Religion & ceux de la Justice quittent les Temples & les Tribunaux, & deviennent des soldats féroces : on viole la sainteté des tombeaux ; on pille, on massacre sans distinction d'âge ni de sexe : on croit acheter le Ciel en se baignant dans le sang de ses frères ; & le Pape, semblable à l'Ange exterminateur, crie du fond du Vatican : Frappez !

Rouen est saccagé par les Catholiques : les plaines de Dreux sont témoins de la défaite des Protestans, & de la prise de Condé. Après six mois de fureurs insatiables, les François ne se feroient point lassés de répandre le sang des François, si, dans les murs d'Orléans, le poignard d'un assassin n'avoit frappé le Chef du Triumvirat, qui, tout coupable qu'il étoit, méritoit peut-être de mourir les armes à la main. Les hostilités cessent : une amnistie générale est accordée, & Condé rentre en grâce.

Le François désarmé respire encore les combats : ce Peuple doux & sensible, si propre à la paix quand il est heureux, dénaturé par les factions, semble avoir besoin de la guerre. L'Hôpital, par un coup de politique supérieure, donne à cette ardeur sanguinaire un aliment moins destructeur ;

&, puiſqu'il faut que ſes Concitoyens combattent, il aime mieux qu'ils tournent leurs armes contre des étrangers que contre eux-mêmes, penſant qu'un ſeul jour de guerre inteſtine fait plus de bleſſures à la Patrie qu'une année de guerre extérieure. On aſſiége le Havre-de-Grâce, qu'Eliſabeth, ſpectatrice intéreſſée de nos troubles, nous avoit enlevé : les Catholiques & les Proteſtans font des prodiges de valeur; & l'Anglois voit avec admiration raſſemblés dans la tranchée, des hommes qui la veille étoient des ennemis acharnés.

Voici le moment déciſif où l'Etat ſortant avec ſon Chef des liens de la tutelle, peut réagir avec vigueur contre ceux qui l'ont mal gouverné. Les minorités des Souverains ſont preſque toujours le temps de l'anarchie. Alors la confuſion eſt autour du Trône : quiconque eſt ambitieux a le droit de régner; & le Peuple, dans les larmes, en levant les mains au Ciel, demande le jour où ſon jeune Roi dira aux oppreſſeurs de la Patrie : Rendez-moi le pouvoir que vous avez avili, & que je veux faire adorer, en rendant mes Sujets plus heureux. Charles IX n'a pas encore quatorze ans ; & L'HÔPITAL, en jettant les yeux ſur un Royaume déſolé, ſent qu'il eſt néceſſaire d'avancer ſa majorité, & de faire un Roi d'un enfant. Charles, guidé par le génie du Chancelier, qui, comme celui de Socrate, n'inſpira jamais que la ſageſſe, fait le premier essai de son autorité par des actes de douceur & de clémence. La France, sous les auspices de ce règne, commence à lever sa tête affoiblie. Les traits qu'on forge au Vatican vont renverser l'ouvrage du Chancelier. Le Cardinal de Lorraine sacrifie indignement à la Tiare les intérêts de sa Nation, apporte en France des décrets qui renversent le rempart de ses libertés, mettent les Rois aux pieds des Papes, rendent les Evêques des étrangers indépendans, & prononcent un Arrêt de mort contre les Hérétiques. Plutôt mourir, s'écrie L'HÔPITAL avec une noble véhémence, que de renoncer aux titres de notre liberté! Si les droits du Trône & de l'Autel furent séparés, si la France ne porte point un joug que le temps n'auroit fait qu'aggraver, c'est encore un bienfait de L'HÔPITAL.

Après avoir montré si souvent & si inutilement le zèle d'un Patriote, il s'empare de l'ame neuve & flexible du Roi, s'efforce d'y jeter toutes ses vertus, de lui imprimer un amour profond pour son Peuple; & pour lui donner une grande leçon d'humanité, il le fait voyager dans son Royaume, & va mettre sous ses yeux le spectacle des ravages de la guerre civile.

O vous, qui osez vous charger de la jeunesse des Rois, quand l'Etat est épuisé, soit par les fureurs de la guerre, soit par la tyrannie du fisc ou l'inclémence des ſaiſons, faites-les ſortir de ces priſons brillantes où les enchaîne une molleſſe ſtupide : prouvez-leur que le reſte du Royaume ne reſſemble point à leur Palais ; que le luxe, la flatterie, ces ennemis adroits qui inveſtiſſent leur enfance & les corrompent dès le berceau, ne quittent point leur Cour, & ne marchent point devant eux pour leur dérober le tableau des misères publiques. Qu'ils voient toutes les larmes du pauvre, qu'ils entendent ſes gémiſſemens : montrez-leur des campagnes en friche, des enfans mourant de faim preſque au moment de leur naiſſance ; la Claſſe la plus infortunée, accablée ſous le poids des impoſitions : alors, ſi leur ame n'eſt point déchirée par ce ſpectacle, s'ils ne ſe ſentent pas plus malheureux que leurs Sujets, déſeſpérez du ſalut de l'Etat.

L'Hôpital parcourt, avec le Roi, preſque toutes les Provinces du Royaume : par-tout où il y a des malheurs, des abus & des déſordres, il porte ſon attention vigilante. Rendre aux Citoyens leurs domaines, les mettre à l'abri des vexations des gens de guerre & des hommes puiſſans, rétablir les Tribunaux dégradés, faire revivre les anciennes Ordonnances, examiner les beſoins, les forces de chaque Ville, punir la corruption des Juges, encourager leur intégrité par des récompenſes, voilà le fruit du voyage de l'Hôpital.

Il montre au Peuple le Roi qui veut réparer ses malheurs. Quand Charles va tenir son Lit de Justice au Parlement de Bordeaux : Messieurs, leur dit le Chancelier, le Roi, comme un bon père de famille, vient voir comme vivent ses enfans. Les traces des désastres publics s'effacent sous leurs pas ; & ils ressemblent aux Dieux qui viennent voyager dans notre séjour, & s'exilent un moment de l'Olympe pour consoler la terre par leur présence.

C'est à Bayonne que le Duc d'Albe, homme sanguinaire & féroce, & qui avoit le génie de la destruction & de l'intolérance, comme L'HÔPITAL avoit celui de la bienfaisance & de la modération, va porter un coup terrible à la France. Pour perdre le Royaume, il falloit détacher Catherine d'un Chancelier, qui ne profita de son ascendant que pour ordonner le bien, & de la foiblesse de Catherine, que pour lui faire craindre le mal. Le Ministre d'Espagne, blanchi dans les intrigues de l'ambition & les ruses de la politique, étudie chaque mouvement, chaque démarche de la Reine : il voit que cet esprit si foible, si pusillanime, qui n'étoit maître ni de ses secrets, ni de ceux des autres, pourroit être facilement soumis par lui ; il démêle que l'attachement de Catherine pour L'HÔPITAL n'est que la défiance des Grands, & la seule digue qu'elle oppose au pouvoir des

Guiſes. Alors le Duc d'Albe éveille ſes ſoupçons; nourrit ſes craintes, enflamme ſa jalouſie, aiguillonne ſa vanité, ce mouvement ſi prompt, ſi impétueux, qui a tant d'empire ſur les femmes: il flatte ſon goût pour l'adminiſtration; il lui ſuppoſe des talents qu'elle n'a pas; il ſemble plaindre la France de n'être pas gouvernée par le génie de la Reine. Comment Catherine ne ſe ſeroit-elle pas laiſſé ſéduire par cet artifice? L'adroit Miniſtre lui peint les Proteſtans comme des rebelles qui conſpirent contre le Gouvernement, & auxquels on ne doit faire juſtice qu'avec le fer & le feu; il lui déſigne un homme qui oſe être leur protecteur, & qui oublie la pouſſière où il eſt né, pour commander ſous ſon Maître.

Quelquefois la Reine, dans le ſilence & le recueillement, revenoit à L'HÔPITAL, ſe repentoit d'avoir écouté les conſeils du Duc d'Albe; mais elle eſt ſubjuguée quand le Duc lui promet l'or de ſon Maître, & des ſecours qui vont mettre un pouvoir abſolu dans ſes mains.

L'HÔPITAL s'aperçoit qu'il n'a plus la confiance de la Reine; & le fruit de tant de peines, de tant de travaux pour la Patrie, de tant de ſoins pour fixer une Reine ſi légère, ſi incertaine, eſt perdu en un moment. On jette de la défiance entre les deux partis; on réveille leurs haines:

on fait espérer aux Protestans de réparer leurs pertes; on fait craindre aux Catholiques le soulèvement de leurs ennemis : la guerre recommence, & porte ses ravages jusqu'aux murs de Paris. La bataille de Saint-Denis termine les jours du Connétable de Montmorency. Les Catholiques sont défaits à leur tour ; & les Protestans, fiers de reprendre les Villes qu'ils avoient perdues, veulent enlever la Famille Royale. Le Chancelier élève encore la voix pour la paix : il veut rappeller l'autorité des Souverains à sa première & vraie institution, à la douceur du pouvoir paternel ; il se déchaîne avec force contre les Pestes publiques qui corrompent la bonté des Rois. La nécessité, dit-il, arrache malgré moi ces paroles de mon cœur, & me fait préférer la rude vérité à la douce flatterie.

On pose les armes; mais on est toujours en guerre : le Prince de Condé porte des plaintes aux pieds du Trône sur la hardiesse de ses ennemis, qui, violant les Edits de pacification, ont voulu le surprendre dans ses Terres.

Le Roi qui n'avoit point encore montré cette férocité qui souilla son règne, étoit touché des malheurs de ses Sujets; il en parloit à L'Hôpital, l'écoutoit avec attention, faisoit des vœux pour la paix, & conjuroit sa Mère d'y concourir.

Cette Reine, si dévouée à L'Hôpital, qui

l'avoit élevé à sa place, qui l'avoit toujours consulté, est la première à le perdre dans l'esprit de son Fils.

Toujours pressée par le génie du Duc d'Albe, elle montre à Charles IX la Rochelle, le boulevard du Parti réformé; elle lui fait voir toutes les Villes suivant l'exemple de la révolte, rompant les liens de l'obéissance : ensuite, par des délations secrettes, le Chancelier est peint des plus noires couleurs : on dit au Roi que son amour pour la Patrie n'est que le masque de son ambition; qu'il porte un cœur Protestant, & que toute sa famille est infectée du poison de l'hérésie. Voilà donc quel fut son salaire! La foule de ses ennemis se soulève alors contre lui : il se sent assez grand pour les mépriser & les fouler à ses pieds; mais il s'apperçoit que son Maître ne lui prodigue plus cette estime, cet épanchement de l'ame qui est pour un Sujet la plus douce des récompenses : son cœur étoit trop fier, son esprit trop haut, pour supporter des froideurs qu'il ne méritoit pas; il voit avec douleur qu'il ne peut plus servir l'Etat; il va donc emporter dans la retraite ses talents, ses vertus, & le souvenir du bien qu'il a fait : il prend congé du Roi & de sa Mère, avec le calme qu'il montra quand il fut nommé Chancelier. Dans ses adieux il leur dit encore la vérité, & leur recommande les premières vertus des Rois, la justice & l'humanité. Les affaires du monde, dit-il en partant, sont trop corrompues pour que je m'en mêle davantage. Il quitte le Conseil : la sagesse, la prévoyance, la modération en sortent avec lui, pour faire place à l'inexpérience, à la démence, à la fureur, à tous les maux réunis qui firent de la France un théâtre d'horreur. Ainsi, dans le systême des deux principes, quand le génie, ami de l'humanité, dont le pouvoir lutte contre celui du désordre, abandonne un moment ce triste Univers à son rival, tous les malheurs, tous les fléaux effacent bientôt la trace des bienfaits de la Puissance qui produit & qui conserve.

L'HÔPITAL se retire à sa Terre de Vignay [17]; & la Reine lui envoie demander les Sceaux.

Le moment de la disgrâce est arrivé : c'est dans ce moment qu'il est enfin permis de juger ceux que le sort avoit élevés au-dessus de nous. Un Peuple stupide, vil esclave de la grandeur, ne met souvent aucune différence entre le Ministre vertueux, qui s'est constamment occupé du bonheur de la Patrie, & le Ministre prévaricateur, qui a forgé ses fers. C'est quand le masque de la faveur est tombé, que son œil les voit tels qu'ils sont, & qu'il distingue le Patriote qui lui est enlevé, d'avec l'oppresseur dont il est délivré : le premier n'a point honte de sa chute; il ne voit autour de lui que des visages consternés, il est encore respecté, quand il n'est plus qu'un homme; tranquille, il arrive dans sa retraite, suivi des regrets, des tributs de la reconnoissance, de l'estime & de l'amour : le second, déchiré de remords, couvert de mépris, rencontre sur son passage tous les malheureux qu'il a faits; il voit leur joie, il entend leur indignation, & il tombe dans la solitude comme dans un tombeau, aux acclamations de la haine & de la vengeance publiques. L'un est honoré de tous ceux qui l'entourent; on vient contempler un homme qui a fait tant de bien & qui a été si mal récompensé; le lieu de son exil devient un Temple : l'autre habite un désert affreux, dont n'osent approcher tous les Citoyens qui ont de la pudeur. Enfin on prononce avec respect, même à la Cour, le nom du Ministre patriote; & le nom du Ministre oppresseur devient à jamais une injure.

L'Hôpital, rendu à lui-même, au milieu de sa famille, au milieu de ses livres, & jouissant des tableaux paisibles de la Nature, ne connut point ce vuide affreux que laisse l'abandon des grandes affaires; & les songes de l'ambition ne vinrent point le tourmenter dans sa solitude : il se croyoit même heureux de ne plus marcher dans ce cahos de tant d'intrigues, de tant d'agitations, où le bien étoit si difficile & si dangereux à faire; échappé aux orages après une longue & pénible navigation, il étoit content de pouvoir embrasser le rivage. Si quelqu'un, écrivoit-il, regrettant pour moi les jours où les honneurs m'entouroient, où j'approchois du Roi, me trouve à plaindre d'être dépouillé de ces avantages ; que cet homme a bien peu lu dans mon cœur ! Ah ! s'il y avoit vu toutes les peines, tous les tourmens que m'a causé l'Administration, s'il avoit été témoin de tous les efforts qu'il falloit opposer aux efforts des méchans, il seroit étonné que j'aie pu, pendant tant d'années, habiter un séjour si funeste à mon repos, & me dévouer à un genre de vie aussi malheureux.

Il conserva tous ses ennemis & tous ses amis; ce qui fait également son éloge. Le Président de Thou, la Duchesse de Savoie, la Duchesse de Nemours, lui donnèrent des marques honorables de leur estime & de leur attachement. Les lettres qu'il écrit de sa retraite respirent cette Philosophie sans faste & sans orgueil, qui est la connoissance approfondie des événemens & des hommes, qui a tout vu & tout apprécié, & qui, prévoyant tout, ne s'étonne plus de rien. Tantôt il aime à se comparer à Laërte en cheveux blancs, qui, dans le calme de ses champs, regarde en pitié les délices de la Cour & de la Ville : tantôt, par un mouvement d'un orgueil noble qui lui étoit bien permis, il s'associe au sort des Aristides &

des Métellus, que la vertu avoit exilés de leur Patrie.

Quel ſpectacle, de voir ce Chancelier ſi grave, ſi auſtère, qui avoit vécu au milieu des plus grands troubles, dont le regard déconcertoit les ambitieux, dont la main ferme ſoutenoit le Gouvernement au bord du précipice, n'être plus qu'un ſimple Agriculteur, ſe livrer à ces occupations champêtres, qui dans les beaux ſiècles de la vertu ennobliſſoient les plus grands Hommes, remplir les devoirs d'époux & de père comme il rempliſſoit ceux d'homme public, & prendre part aux jeux de ſes petits-enfans!

Qui pourroit douter de ſa ſenſibilité, en liſant l'Epître qu'il adreſſa à la Ducheſſe de Nemours [18], pour la remercier d'avoir dérobé ſa fille au maſſacre de Paris? Jamais la tendreſſe d'un père n'a parlé un langage ſi tendre : jamais la reconnoiſſance n'a été ſi affectueuſe & ſi flatteuſe pour le bienfaiteur.

Cette ſenſibilité qui nous rend ſi chers les objets de notre admiration, avoit paſſé de l'ame de L'HÔPITAL dans ſon génie, & livra quelquefois ſes loiſirs à cet Art aimable qui fait parler à la raiſon la Langue de l'Harmonie; Art qu'il chériſſoit, & qui avoit embelli ſes premières années : il écrivit ſes vers dans la Langue d'Horace, ne pouvant trouver des images dans un idiome froid & borné, qui attendoit le Cardinal de Richelieu & les beaux jours du siècle de Louis XIV.

On a peut-être trop loué ses Poësies : elles n'ont point la grâce, la mollesse, l'urbanité des Auteurs qui chantèrent Auguste ; mais elles étincellent d'idées fortes, de tableaux frappans du vice & de la vertu ; & leur âpreté leur donne plutôt la teinte de Juvenal que celle d'Horace.

Les Contemporains de L'HÔPITAL (tant il est vrai qu'un grand Homme laisse souvent son siècle bien loin de lui) lui firent un crime de son goût pour la Poësie. Eh! pourquoi l'Homme d'Etat, le Philosophe, le Magistrat, le Monarque même, ne se délasseroient-ils point de leurs occupations, en cultivant un Art qui assure la gloire des Empires, & qui consacre les grandes actions d'une manière plus durable que le marbre & l'airain ? Ah! [19] si l'imagination vive & brillante de Charles IX eût été toujours ouverte à son attrait enchanteur, à cet attrait qui adoucit l'homme & l'empêche de devenir barbare, son ame plus sensible ne se seroit point noircie de tant de crimes : la postérité indignée ne troubleroit point aujourd'hui les cendres d'un Roi ; & jamais des mains consacrées au culte des Muses n'auroient signé l'assassinat de la Nation.

Un reproche plus grave & plus important fut

fait à L'HÔPITAL par ses ennemis, le reproche d'incrédulité : c'est la dernière ressource qu'emploie l'envie; elle veut du moins avilir aux yeux de la Religion, ceux qu'elle ne peut déprimer aux yeux de la Patrie : elle accusa L'HÔPITAL d'Athéisme, lui qui s'étoit toujours montré l'ami des Hommes & l'adorateur d'un Dieu. Descartes a été la victime de la même calomnie, après avoir passé sa vie à démontrer l'existence du Souverain Etre. Opposons à la calomnie l'histoire de ses vertus : s'il recommande l'économie dans ses Ordonnances, il en donna toujours l'exemple. Jamais l'amour des richesses n'entra dans son cœur : sa fortune étoit si modique, que ses enfans, après sa mort, n'auroient pas eu de quoi subsister sans les secours de la Reine. La simplicité, la frugalité ennoblissoient sa maison inaccessible au luxe.

A l'abri des troubles, des factions, dans sa retraite, du sein de ce calme qu'il commençoit à goûter, L'HÔPITAL ne put s'empêcher de gémir sur sa Patrie, quand une nouvelle guerre civile vint la déchirer.

Lorsqu'il apprit le massacre de la Saint-Barthelemi, il s'écria : *Excidat illa dies.* Ne cessons de répéter avec lui : Périsse ce jour de sang, où la la Nation la plus aimable devint un Peuple de Bourreaux, commandé par son Roi; monument d'une férocité qu'on ne trouve chez aucune Nation, qu'on ne pourroit croire s'il n'étoit attesté par nos Annales; qui, par l'horreur qu'il nous inspire, nous prouve combien nous sommes éloignés de ces mœurs barbares, qu'il faut cependant rappeler quelquefois aux hommes, pour leur montrer combien la haine & la fureur superstitieuse peuvent les dégrader; jour qui ne peut être expié que par des siècles de vertus, & dont tout François, chaque instant de sa vie, doit demander pardon à l'humanité, pour la mémoire de ses Pères!

Hélas! le fanatisme alloit ajouter une grande Victime aux victimes de la Saint-Barthelemi, en venant frapper L'HÔPITAL dans son asile. On lui apprend que des hommes armés s'avancent vers sa maison, & on le presse de se soustraire à leur fureur: s'ils ne peuvent, dit-il avec un courage héroïque, entrer par la petite porre, qu'on leur ouvre la grande. Les assassins respectent ses jours, & lui disent que la Cour lui pardonne. Me pardonne, répond-il d'un air calme! Je ne croyois pas avoir rien fait dans ma vie qui méritât le pardon.

Eh! pourquoi les assassins t'épargnèrent-ils, ô L'HÔPITAL! n'avois-tu pas le droit de subir le sort de tes amis, de tant d'Hommes vertueux immolés autour de toi? n'aurois-tu pas été trop heureux de mourir, dans un moment où l'espérance ne pouvoit plus entrer dans ton cœur ; où ta Patrie, expirante dans le ſang & dans les larmes, n'avoit plus la force de ſe ranimer à ta voix ? Ah ! le poignard qui t'eût frappé, eût été moins cruel que le poiſon de la douleur, qui conſuma ta vie [20].

Que dis-je ? je rends grâce au Ciel, de n'avoir point accablé ta vieilleſſe d'un ſpectacle plus affreux peut-être ; de ne t'avoir point montré la France vengée des horreurs de la Saint-Barthelemi, par les derniers momens de ſon Maître ; de ne t'avoir point montré Charles IX, ce Monarque auſſi malheureux que criminel, abattu ſous le bras d'un Juge qui punit les Rois comme les derniers des hommes ; expiant, à la fleur de l'âge, par une mort lente & affreuſe, le crime de ſon règne ; pourſuivi par les ombres vengereſſes de ſes Sujets, ne pouvant payer du ſang qui s'échappoit de ſes veines le ſang qu'il avoit répandu, & faiſant frémir tous les Souverains qui donnent à leurs Sujets l'exemple des forfaits.

Quand on a offert un grand Homme qui n'eſt plus, à l'admiration & à la reconnoiſſance des Peuples, il faut que ſon Eloge ne ſoit pas ſtérile, & qu'il puiſſe ſervir d'inſtruction à la génération préſente. Nous avons contemplé dans L'HÔPITAL la conſtance, la magnanimité, la vigueur de l'ame. Par quelle fatalité ces qualités des hommes privilégiés ne se retrouvent - elles plus parmi nous ? Les progrès des Arts ont amené cet état de civilisation, où les Membres de la Société s'estiment plus heureux, parce qu'ils croient avoir multiplié leurs jouissances : mais la vertu, cet amour sacré de l'humanité, a-t-elle inspiré plus d'enthousiasme, a - t - elle eu plus d'adorateurs ? A mesure que les hommes se sont rapprochés, ils se sont moins aimés ; la communication sociale a relâché le ressort des ames : plus de force, plus d'activité, plus d'élan ! Nous nous plaignons de la disette des talens : celle des vertus est encore plus grande. Tous les individus se ressemblent ; ils ont pris la même physionomie, le même caractère : on n'a plus qu'une existence d'emprunt, & celui qui tenteroit de grandes choses, seroit bientôt puni de ne pas se traîner sur les traces de ses Contemporains. C'est l'égoïsme, cette malheureuse production du luxe, qu'il faut en accuser : il a tout perverti ; il a tout dégradé : c'est lui qui ne nous prescrit des sacrifices, qu'en raison des avantages que nous retirons : c'est lui qui nous isole au milieu de nos amis, au milieu de notre famille ; qui dessèche la population, nous fait mesurer le nombre de nos enfans sur celui de nos possessions, & nous fait sans cesse compter avec la Patrie, comme avec un débiteur à qui on ne doit point faire de grâce. Où trouver un homme qui, comme L'HÔPITAL, consume sa vie dans des travaux si mal récompensés, ne pense jamais à lui & toujours à l'Etat, soit ferme au milieu de tant de vicissitudes, & qui puisse prendre, comme lui, cette devise du Sage à laquelle il fut toujours fidelle? *Si fractus illabatur orbis, impavidum ferient ruinæ.*

Voilà l'Homme que vous devez prendre pour modèle, ô vous, qui êtes appelés à l'Administration! dites au fond de votre ame: Je serai juste, bienfaisant, incorruptible. Que le nom de L'HÔPITAL ne vous effraie point! Montez avec courage au gouvernail de l'Etat: laissez crier cette multitude aveugle qui se passionne sans raison & sans motif, qui insulta aux cendres de Colbert, & qui bénit aujourd'hui ses opérations; maîtrisez ces hommes plus dangereux encore, qui entourent le Trône pour l'avilir, & passent leurs jours à conspirer contre la raison, la vertu & la vérité. Si vous voulez être échauffés par le tableau d'une vie laborieuse, toute employée au service de la Patrie, lisez, lisez sans cesse le testament du Chancelier de Charles IX [21]; cette Histoire courte & sublime d'un Patriote, d'un Homme de bien, d'un Homme de génie. Vous verrez l'exemple bien rare d'une fortune méritée: vous verrez comme un Citoyen obscur franchit sans effort un intervalle immense; comme il fut simple à la

Cour, comme il fut grand dans la disgrâce. Car je dois vous en avertir : dussiez-vous réunir les talens & les lumières de L'HÔPITAL, de Sully & de Colbert, il est des temps où il faut vous attendre à être opprimés, à vivre pour des ingrats, & à mourir dans l'exil ; temps contre lesquels doit vous rassurer l'Administration d'un jeune Monarque, qui a voulu s'entourer des Idoles de la Nation : mais vous serez consolés de l'injustice, si votre vertu vous reste ; si vous laissez sur votre passage des traces que ne pourront effacer vos successeurs ; si votre conscience est pure ; & si l'image de la félicité publique, qui sera votre ouvrage, vient s'offrir à vos regards mourans. Venez jurer aux pieds de la Statue d'un Homme qui fut tout & qui ne demanda rien, de servir vos Concitoyens, sans compter sur leur reconnoissance.

Tels sont les vœux qui s'échappent de mon cœur, en terminant l'Eloge de L'HÔPITAL : la plus douce & la plus flatteuse récompense pour son Panégyriste, sera de voir dans sa Patrie, des Hommes qui lui ressemblent.

NOTES.

NOTES.

PAGE 5. [1]. MICHEL DE L'HÔPITAL naquit l'an 1506, à Aigueperse, petite Ville d'Auvergne ; son père étoit Médecin. Plusieurs Historiens assurent que Jean de l'Hôpital étoit fils d'un Juif: qu'importe ? Nous ne plaindrons point le Chancelier de Charles IX, de n'être pas descendu d'une famille illustre ; mais nous regretterons de n'avoir point parmi nous de rejettons qui portent le nom de ce grand Homme. Nous aimerions à leur dire : *voilà l'Eloge de L'HÔPITAL, voilà vos titres.* Remarquons que l'Auvergne, qui l'a vu naître, est encore la Patrie des talens, & s'honore d'être le berceau de trois illustres Académiciens, que je ne nommerai point, parce que l'envie ne permet que l'Eloge des morts.

Page 6. [2]. Il fut trouver son père en Italie, au moment où François Premier mettoit le siége devant Milan. « Jean de l'Hôpital, craignant que son fils ne fît par » une trop longue discontinuation, brèche merveilleuse » à ses études, donna charge à quelques Voituriers de » l'emmener, avec lesquels il sortit de Milan, déguisé en » habit de Muletier, & non sans grand danger de sa vie ; » passa la rivière d'Abdua, & après alla à Padoue, où de » tous temps les Etudes de Droit fleurissoient ». *Thevet, Eloges.*

Page 6. [3]. Ce fut, sans doute, un grand avantage pour L'HÔPITAL, d'avoir été témoin en Italie de la renaissance des Lettres. Cette brillante époque au milieu de l'ignorance étoit bien propre à faire naître le génie, qui est toujours le produit des circonstances heureuses.

Page 8. [4]. François Premier eût été plus généreux sans doute, de ne point punir L'HÔPITAL des fautes de son père; mais ce seroit une injustice d'exiger que les Rois soient plus parfaits que des hommes que la flatterie ne rend point inacceſſibles à la raiſon & à la vérité : on a droit de lui reprocher d'avoir introduit, dans la Magiſtrature, cette vénalité qui la dégrade. Ce n'eſt pas ici qu'on pourroit indiquer les moyens de rendre à la plus belle fonction de la Société, ſa première ſpendeur : je fais des vœux pour que les Philoſophes Citoyens propoſènt leurs idées ſur cette réforme intéreſſante.

Page 8. [5]. Après avoir exercé les fonctions d'Avocat, il épouſa la fille du Lieutenant-Criminel Morin, qui lui apporta pour dot une Charge de Conſeiller au Parlement ; mais cette carrière étoit trop bornée pour un Homme, qui, loin de ſuivre les opinions de ſes Confrères, étoit fait pour changer celles de ſon ſiècle.

Page 10. [6]. Luther & Calvin, dont les diſputes n'auroient jamais dû ſortir de la pouſſière de l'école où elles étoient nées, ne ſe doutoient pas que des ſillogiſmes influeroient ſur tout le ſyſtême politique de l'Europe. Ce ſont eux qui ont opéré la plus grande révolution de l'Hiſtoire moderne : ils ont créé des Républiques, changé la forme du Gouvernement Anglois, & allumé l'incendie qui dévora la France ſi long-temps : voilà donc à quoi tiennent les événemens de ce monde.

Page 11. [7]. On ſait que le Pape Paul III tranféra le Concile à Bologne, craignant le pouvoir de Charles-Quint, qui étoit tout-puiſſant à Trente. Si ce Concile fut infructueux pour la réunion des Catholiques & des Proteſtans, c'eſt que le trouble, l'ambition & la diſcorde prirent la place de la modération & de l'indulgence. On peut préſumer que L'HÔPITAL, s'il eût été aſſis ſur la Chaire de Saint Pierre, eût bientôt fait revenir les Hérétiques de leurs erreurs.

Page .11 [8]. La machine du Gouvernement des Finances étoit cependant bien moins compliquée qu'aujourd'hui, parce qu'il y avoit moins de luxe, moins de circulation ; que la balance de l'exportation & de l'importation offroit moins d'objets à embraſſer ; que les produits du Commerce, de l'Agriculture & de l'Induſtrie, n'avoient pas encore été combinés. C'eſt à l'illuſtre Etranger chargé de cette Adminiſtration, à faire l'Hiſtoire des Finances dans les différents ſiècles de la Monarchie: cet Ouvrage jetteroit une grande lumière ſur les intérêts reſpectifs des Rois & des Sujets.

Page 14. [9]. Un Ecrivain téméraire a oſé accuſé L'HÔPITAL d'avoir ſigné la conjuration d'Amboiſe: pour le venger de cette calomnie, nous ne dirons point avec Mézerai, qu'il étoit alors abſent de la France; nous nous contenterons d'obſerver qu'un Homme qui paſſa ſa vie à temporiſer, à concilier tant d'intérêts, à tenir un juſte milieu entre deux partis furieux, & qui devoit en partie ſon élévation au Cardinal de Lorraine, ne peut pas être accuſé d'avoir trempé dans une révolte contre ſon Souverain.

Page 15. [10]. Il étoit à Nice, quand il fut nommé Chancelier. Catherine de Médicis lui fit dire que ce n'étoit point à la recommandation des Guiſes, mais à la ſienne, que ſon Fils l'avoit honoré de cette Charge; & qu'ainſi elle eſpéroit le voir plus attaché aux intérêts du Roi, qu'à ceux des Princes Lorrains.

Page 19. [11]. Il fut défendu aux Tailleurs d'employer pour plus de ſoixante ſols d'ornemens dans les habits; & il ne fut permis qu'aux Gens de la première diſtinction, de porter des étoffes de ſoie.

Page 20. [12]. C'eſt à lui que le Commerce eſt redevable de la Juriſdiction Conſulaire.

Page 20. [13]. Les célèbres Ordonnances du règne de François II & de Charles IX appartiennent à L'HÔPITAL: les Edits de Moulins, de Rouſſillon, d'Orléans, ſont connus de tout le monde, & il eſt inutile de faire ici l'analyſe de ces Loix que l'on trouvera dans le Recueil de Fontanon.

L'Edit des ſecondes noces fut occaſionné par un événement qui mérite d'être rapporté. Une femme fort riche devint amoureuſe d'un jeune Seigneur, qui la voyant un peu âgée, n'étoit pas tenté de l'épouſer. Cette femme, pour lui donner une preuve de ſon amour, lui fit une donation de tous ſes biens, ſur leſquels elle prélevoit ſeulement la légitime de ſes enfans; de ſorte qu'ils voyoient passer tout leur héritage dans les mains de leur beau-père. Le grand Chancelier, pour obvier à cet abus, fit revivre l'Ordonnance de l'Empereur Léon, qui veut qu'on ne puisse donner au second mari plus qu'à l'un des enfans du premier lit.

Page 22. [14]. Cet Edit de Romorantin attribuoit aux Evêques la connoissance du crime d'hérésie : sans cet Edit, le Cardinal de Lorraine alloit se faire nommer Grand-Inquisiteur. Le Chancelier lui donna le change, en divisant un pouvoir qui eût été terrible dans ses mains. Le Parlement, qui ne pouvoit déviner les projets d'un grand Homme, refusa l'Edit, & ne l'enregistra qu'après des Lettres de Jussion. Le temps fit briller la vérité & justifia L'HÔPITAL.

Page 23. [15]. Il n'est pas étonnant que, dans un siècle d'ignorance & de cruauté, on ait voulu flétrir du nom d'hérésie cet esprit de tolérance. On croyoit que L'HÔPITAL favorisoit les Calvinistes, parce que sa femme, son gendre & sa fille, avoient le malheur de n'être pas Catholiques : on disoit à la Cour, *Dieu nous garde de la Messe du Chancelier !*

Page 28. [16]. Ce fameux Edit de Pacification, donné l'an 1562, est connu sous le nom d'Edit de Janvier.

Page 38. [17]. Nous trouvons plus étrange, qu'il ait pu se maintenir sept ou huit années dans une Cour si pervertie, que de voir qu'enfin il tomba dans la disgrâce. Il manqueroit quelque chose à l'éclat de sa vertu & de sa gloire, s'il eût exercé la Charge de Chancelier jusqu'à sa mort. *Bayle.*

Page 41. [18]. Je ne puis m'empêcher de citer quelques vers de cette Epître :

Anna, mihi natis & de tribus una superstes,
Vivit adhuc, vivitque tuo servata recenti
Munere, dum totâ cædes flagraret in urbe,
Prætereà nec spes occurreret ulla salutis.
Hanc natam patri quæ semper & omnibus horis
Adsidet, infirmamque regit cum matre senectam

Aſpicio, nunquam aſpicio ſine pectore grato
Et memori laudiſque tuæ, laudiſque tuorum.
Tu plures animas ſervaſti nuper in unâ,
Illam ipſam, atque novem pueros, & utrumque parentem :
Unius in vitâ, vitam debere fatemur
Omnes; credimus eſſe tuum, quòd vivimus omnes.

Page 42. [19]. On ſait que Charles IX, avant de ſe ſouiller du ſang de ſes Sujets, raſſembloit ſouvent dans la ſolitude de Saint-Victor, Ronſard, Dorat & Baïf, les plus célèbres Poëtes de ſon temps; & il ſe livroit avec eux aux plaiſirs de l'eſprit: mais il diſoit en général, des Gens de Lettres, qu'ils étoient comme les chevaux, qu'il falloit bien nourrir & non pas trop engraiſſer.

Page 45. [20]. Il mourut le 13 Mars 1573, âgé d'environ ſoixante-huit ans: il inſtitua ſon héritière ſa fille unique, qu'il avoit mariée à Robert Hurault, Seigneur de Belleſbat; & il légua ſa Bibliothèque à Michel Hurault, le ſecond de ſes petits-fils, qui a été connu ſous le nom de M. du Fai.

Page 47. [21]. Ce teſtament contient toutes les particularités de la vie de L'HÔPITAL, depuis ſa naiſſance juſqu'au moment de ſa mort; il y dépoſe ſes ſentimens pour ſa Patrie & pour ſes Enfans: c'eſt-là, que reſpire l'ame d'un Patriote, qui meurt déſeſpéré des malheurs de l'Etat. « Je » fis place, dit-il, aux armes, leſquelles étoient les plus » fortes, & me retirai aux champs, avec ma femme, ma » famille & mes petits-enfans, priant le Roi & la Reine, » à mon partement, de cette ſeule choſe, que, puiſqu'ils » avoient arrêté de rompre la paix, & de pourſuivre par » guerre, ceux avec leſquels peu auparavant ils avoient » traité la paix, & qu'ils me reculoient de la Cour, parce » qu'ils avoient entendu que j'étois contraire & mal ſentant » de leur entrepriſe: Je les priai, s'ils n'acquieſçoient à » mon conſeil, à tout le moins quelques temps après qu'ils » auroient ſaoulé & raſſaſié leur cœur & leur ſoif du ſang » de leurs Sujets, qu'ils embraſſaſſent la première occaſion » de paix qui s'offriroit ».

Dans un autre endroit, il dit: « J'en appelle Dieu
» à témoin, & tous les Anges & les Hommes, que je n'ai
» jamais eu rien si cher que le bien & le salut du Roi &
» de ma Patrie; me sentant grandement offensé, que ceux
» qui m'avoient chassé, prenoient une couverture de Reli-
» gion, & eux-mêmes étoient sans piété : mais je vous
» puis assurer qu'il n'y avoit rien qui les émût davantage,
» que ce qu'ils pensoient que, tant que je serois en Charge,
» il ne leur seroit permis de rompre les Edits du Roi, ni
» piller ses Finances & biens de ses Sujets ».

Puissent ces dernières paroles de L'HÔPITAL n'être jamais oubliées de ceux qui se dévouent aux mêmes fonctions! puissent-ils penser de même pendant leur vie, & avoir le droit de se rendre la même justice en mourant!

APPROBATION.

NOUS Docteurs de la Faculté de Théologie de Paris, avons lu le présent Eloge, & n'y avons rien trouvé qui nous ait paru contraire à la foi de l'Eglise & aux bonnes mœurs. A Paris, le 26 Juin 1777.

Signés, Fr. PEISSARD.
Fr. PICHARD.

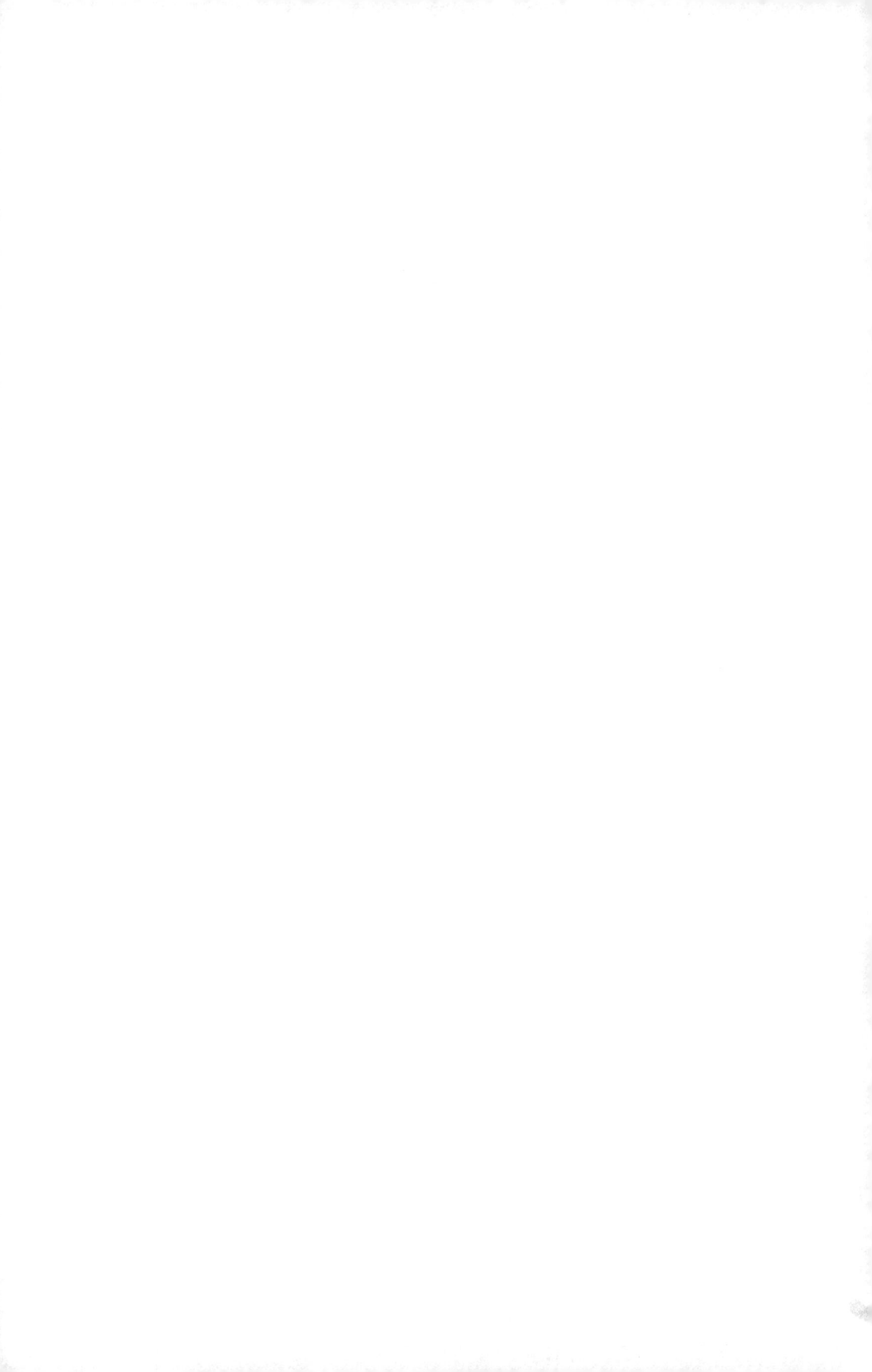

www.ingramcontent.com/pod-product-compliance
Ingram Content Group UK Ltd.
Pitfield, Milton Keynes, MK11 3LW, UK
UKHW022143190726
13855UKWH00003B/1309

9 782012 993679